Impacto de la inteligencia artificial en el empleo y la salud

Antonio Adames Abreu

CONTENTS

ciudadanos en el ámbito laboral y de la salud:

PRÓLOGO:

E n un mundo cada vez más impulsado por la tecnología, la inteligencia artificial se ha posicionado como una de las innovaciones más revolucionarias de nuestra era. Desde los inicios de la inteligencia artificial hasta su rápido avance en la actualidad, esta tecnología ha dejado una huella imborrable en diversas áreas de nuestras vidas. Sin duda, dos de los campos que han experimentado una transformación significativa debido a la IA son el empleo y la salud.

Este libro, "El impacto de la inteligencia artificial en el empleo y la salud", surge como una guía exhaustiva para comprender las impresiones y consecuencias de esta poderosa tecnología en dos pilares fundamentales de nuestra sociedad. A través de sus páginas, nos embarcaremos en un viaje intelectual que nos llevará desde una introducción a los conceptos básicos de la IA hasta una exploración profunda de sus aplicaciones en el ámbito laboral y la atención médica.

Desde sus inicios, la IA ha sido vista con una mezcla de expectación y aprehensión, y no es para menos. En el primer capítulo, el lector será presentado al apasionante mundo de la inteligencia artificial, con sus definiciones, conceptos y aplicaciones relevantes para el empleo y la salud. Desde el aprendizaje automático hasta la inteligencia artificial general, comprenderemos cómo la IA se ha convertido en un catalizador de cambios radicales en diversos sectores.

En el segundo capítulo, nos sumergiremos en el impacto de la IA en el empleo, donde analizaremos cómo la seguridad ha modificado la naturaleza del trabajo, descubriendo una serie de desafíos y oportunidades para la fuerza laboral. La automatización de tareas y la colaboración entre humanos y máquinas han redefinido la manera en que concebimos y desarrollamos nuestro trabajo diario.

En el tercer capítulo, exploraremos el vínculo entre la inteligencia artificial y la salud. A medida que avanzamos en este recorrido, descubriremos cómo la IA ha mejorado el diagnóstico médico, ha permitido tratamientos personalizados y ha brindado un apoyo emocional valioso en el campo de la salud mental.

La ética y la privacidad han sido riesgos fundamentales en la era de la inteligencia artificial, y en el capítulo sexto, abordaremos con detenimiento los desafíos relacionados con la toma de decisiones en el ámbito sanitario y la importancia de la comunicación transparente con el público.

A medida que el libro avanza, exploraremos el papel crucial de la gobernanza y la colaboración entre diferentes actores para asegurar un desarrollo y aplicación responsable de la IA en el empleo y la salud. Además, analizaremos las perspectivas futuras y las oportunidades emergentes que esta tecnología puede presentar.

Este libro ha sido concebido con el propósito de proporcionar una mirada profunda y accesible sobre el impacto de la inteligencia artificial en el empleo y la salud, destinado a todos aquellos que desean comprender mejor esta apasionante revolución tecnológica. Los lectores encontrarán en sus páginas un análisis detallado, así como casos de estudio que ofrecen una visión equilibrada de las implicaciones y éticas de la IA en estos dos alcances cruciales para nuestra sociedad.

Esperamos que este libro inspire a los lectores a abrazar el potencial transformador de la inteligencia artificial mientras enfrentamos de manera proactiva los desafíos que conlleva. Solo a través de una comprensión sólida y una colaboración

INTRODUCCIÓN:

La inteligencia artificial (IA) ha surgido como una de las tecnologías más disruptivas y transformadoras del siglo XXI. Su presencia se ha hecho cada vez más evidente en una amplia gama de sectores, y dos de los alrededores donde su influencia ha sido más notable en el empleo y la salud. La IA ha irrumpido en la fuerza laboral y en el campo de la atención médica con un potencial sin precedentes para mejorar la productividad, la eficiencia y la calidad de vida, pero también ha planteado interrogantes y preocupaciones sobre los efectos en el empleo y la salud de las personas.

En este libro, exploraremos a fondo el impacto de la inteligencia artificial en el empleo y la salud, analizando cómo esta tecnología está transformando la manera en que trabajaron y cómo se brinda la atención médica. Investigaremos las oportunidades que ofrece la IA para mejorar la eficiencia y la precisión en ambas áreas, así como los desafíos éticos, sociales y económicos que surgen a medida que la IA se integra más profundamente en nuestras vidas.

En el primer capítulo, proporcionaremos una introducción exhaustiva a la inteligencia artificial, abordando sus definiciones, conceptos y aplicaciones relevantes para el empleo y la salud. Exploraremos los diferentes tipos de IA, desde el aprendizaje automático hasta la inteligencia artificial general, y cómo han evolucionado a lo largo del tiempo para convertirse en la poderosa herramienta que es hoy en día.

El segundo capítulo se centrará en la automatización del empleo y cómo la IA está transformando la fuerza laboral. Analizaremos cómo la automatización ha impactado en diversas industrias y sectores, y cómo está cambiando la naturaleza del trabajo y las habilidades requeridas por los trabajadores. También discutiremos los posibles efectos en el empleo humano y cómo podemos prepararnos para estos cambios disruptivos.

El tercer capítulo abordará el tema del reentrenamiento y la reconversión laboral. La implementación de la IA puede implicar la necesidad de actualizar las habilidades de los trabajadores para que estén preparadas para las demandas cambiantes del mercado laboral. Exploraremos estrategias y programas para preparar a los trabajadores para el cambio impulsado por la IA y garantizaremos una transición exitosa hacia nuevas oportunidades laborales.

En el cuarto capítulo, nos centraremos en el impacto de la inteligencia artificial en el sector de la salud. Investigaremos los avances, beneficios y desafíos que la IA ha logrado en la atención médica y el diagnóstico. Veremos cómo la IA está transformando la medicina, desde la detección temprana de enfermedades hasta la personalización de tratamientos y el desarrollo de nuevas terapias.

En el quinto capítulo, exploraremos el papel de los robots y la IA en la cirugía y los procedimientos médicos. Analizaremos cómo la robótica médica está revolucionando la forma en que se lleva a cabo las intervenciones quirúrgicas y cómo está mejorando la precisión y la seguridad de los procedimientos médicos.

En el sexto capítulo, examinaremos las consideraciones éticas y de privacidad en el uso de datos personales y la toma de decisiones en el ámbito sanitario. La protección de la privacidad y la ética en la recopilación y uso de datos de salud son aspectos cruciales a medida que la IA se convierte en una parte integral de la atención médica.

El séptimo capítulo se centrará en las aplicaciones de la IA para el bienestar emocional y la salud mental. Exploraremos cómo los asistentes virtuales y otras tecnologías de IA pueden proporcionar apoyo emocional y mejorar la salud mental de las personas.

En el octavo capítulo, abordaremos el tema de la telemedicina y cómo la IA está mejorando el acceso a la atención médica y la calidad de la atención remota. Investigaremos cómo la teleconsulta y otras aplicaciones de la IA están transformando la forma en que se brinda la atención médica, especialmente en áreas rurales y de difícil acceso.

El noveno capítulo explorará cómo la inteligencia artificial puede afectar a diferentes grupos de población en términos de acceso y calidad de atención, y cómo podemos abordar las desigualdades de salud que pueden surgir debido a la implementación de la IA.

En el décimo capítulo, analizaremos el papel de los gobiernos y las instituciones en la regulación y seguridad de la IA en el ámbito laboral y de la salud. Discutiremos la importancia de la gobernanza y la colaboración para garantizar un uso responsable y ético de la IA.

En el capítulo once, exploraremos cómo la inteligencia artificial puede trabajar junto con los humanos para mejorar la productividad y el cuidado de la salud. Analizaremos cómo la colaboración entre humanos y máquinas puede mejorar la eficiencia y la calidad del trabajo y la atención médica.

En el capítulo doce, abordaremos el tema de la IA y la prevención de enfermedades, explorando cómo la IA puede contribuir a identificar riesgos y prevenir enfermedades a través de la detección temprana y el análisis de grandes conjuntos de datos.

n el capítulo trece, examinaremos una amplia variedad de estudios de casos y lecciones aprendidas sobre la implementación de IA en el empleo y la salud. Analizaremos casos de éxito donde la IA ha generado mejoras significativas en la productividad, la eficiencia y los resultados de salud. También abordaremos situaciones donde la adopción de la IA ha enfrentado desafíos y dificultades, y cómo se han abordado esos obstáculos para lograr una implementación exitosa. Estos estudios de casos nos brindarán una visión más completa de las prácticas y los impactos de la IA en estos alrededores.

En el capítulo catorce, nos adentraremos en el impacto psicológico de la seguridad en el empleo y la salud debido a la adopción de la IA. Analizaremos cómo el temor a la pérdida de empleo debido a la automatización y la creciente dependencia de la tecnología en la salud pueden afectar la salud mental de las personas. Exploraremos las preocupaciones, ansiedades y desafíos psicológicos que pueden surgir a medida que la IA se integra más profundamente en nuestras vidas, y cómo podemos abordar estos problemas de manera proactiva y responsable.

Finalmente, en el capítulo quince, concluiremos el libro con una mirada hacia el futuro. Exploraremos las perspectivas futuras de la IA en el empleo y la salud, analizando las tendencias emergentes y las tecnologías en desarrollo que están configurando el panorama para los próximos años. Investigaremos cómo la IA puede continuar impulsando la innovación y mejorando la calidad de vida, pero también cómo podemos abordar los desafíos éticos y sociales que surgen en este camino.

En resumen, este libro tiene como objetivo proporcionar una visión integral y equilibrada del impacto de la inteligencia artificial en el empleo y la salud. Exploraremos tanto las oportunidades del transformador como los desafíos y preocupaciones que surgen con la adopción de la IA en estos alrededores.

A medida que avancemos hacia una era de IA más avanzada, también es importante mantener un diálogo abierto y transparente con la sociedad en general. La divulgación y la educación sobre los beneficios y desafíos de la IA son fundamentales para fomentar una comprensión más profunda y realista de su impacto en nuestras vidas. La participación activa del público en el debate sobre la inteligencia artificial garantizará que nuestras decisiones colectivas reflejen los valores y preocupaciones de toda la comunidad.

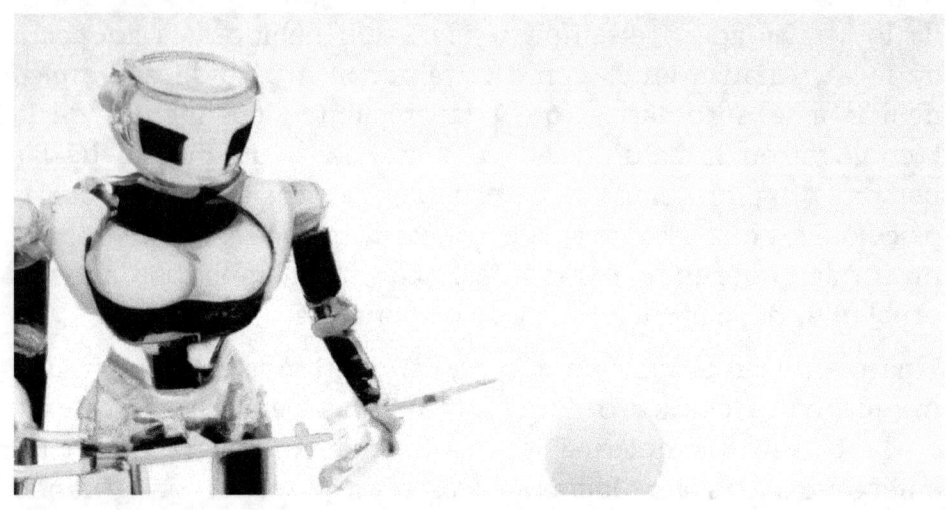

Capitulo 1

INTRODUCCIÓN A LA INTELIGENCIA ARTIFICIAL Y APLICACIONES RELEVANTES PARA EL EMPLEO Y LA SALUD:

E n las últimas décadas, hemos sido testigos de un rápido avance tecnológico que ha transformado radicalmente la forma en que vivimos, trabajamos y cuidamos nuestra salud. En el centro de esta revolución se encuentra la Inteligencia Artificial (IA), una disciplina que ha ganado protagonismo y relevancia en diversos campos, impactando significativamente tanto en el empleo como en la salud.

Se podría definir la Inteligencia Artificial como una rama de la informática que busca desarrollar sistemas capaces de realizar tareas que, hasta hace poco tiempo, solo podrían ser ejecutadas por seres humanos. El objetivo es simular la inteligencia humana, dotando a las máquinas de la capacidad de aprender, razonar, tomar decisiones y resolver problemas de manera autónoma.

Para comprender mejor el alcance de la IA, es esencial abordar algunos conceptos clave:

1. **Aprendizaje automático (Machine Learning)**: Es una de las piedras angulares de la Inteligencia Artificial. Se trata de un enfoque que permite a las máquinas aprender patrones y tendencias a partir de datos sin ser programados limpiamente. A través del aprendizaje automático, las máquinas pueden mejorar su rendimiento en tareas específicas a medida que reciben más información.

2. **Redes neuronales artificiales**: Inspiradas en el funcionamiento del cerebro humano, estas estructuras son fundamentales en el aprendizaje profundo (Deep Learning). Las redes neuronales artificiales son capaces de procesar grandes cantidades de datos y encontrar conexiones y patrones complejos.

3. **Procesamiento del lenguaje natural (Natural Language Processing, NLP)**: Es una rama de la IA que se enfoca en permitir que las máquinas comprendan, interpreten y generen lenguaje humano de manera natural. Esto ha llevado al desarrollo de asistentes virtuales, chatbots y sistemas de traducción automática.

4. **Visión por computadora (Computer Visión)**: Otro campo relevante de la IA es la visión por computadora, que busca capacitar a las máquinas para interpretar y comprender imágenes y videos, lo que ha llevado a avances en áreas como el reconocimiento facial y la interpretación de imágenes médicas.

Aplicaciones relevantes para el empleo:

La incorporación de la IA en el ámbito laboral ha generado tantas expectativas como preocupaciones. Algunas de las aplicaciones relevantes para el empleo incluyen:

1. **Automatización de tareas rutinarias**: La IA ha permitido la automatización de tareas repetitivas y rutinarias en diversos sectores, como la manufactura y la logística, lo que ha permitido la eficiencia y costos reducidos.

2. **Asistentes virtuales y chatbots**: Estos sistemas basados en IA han encontrado un lugar en el servicio al cliente y el soporte técnico, mejorando la experiencia del usuario y liberando tiempo para otros trabajadores.

3. **Análisis de datos y toma de decisiones**: La IA ha demostrado ser valiosa en el análisis de grandes volúmenes de datos, ayudando a tomar decisiones más informadas en campos como las finanzas y el marketing.

Aplicaciones relevantes para la salud:

En el ámbito de la salud, la IA ha abierto nuevas posibilidades para mejorar el diagnóstico, el tratamiento y la atención al paciente. Algunas aplicaciones relevantes para la salud son:

1. **Diagnóstico médico**: La IA ha demostrado ser eficaz en el diagnóstico temprano de enfermedades a través del análisis de imágenes médicas, como radiografías y resonancias magnéticas.

2. **Medicina personalizada**: Gracias al análisis de datos genéticos y de historiales clínicos, la IA permite adaptar los tratamientos médicos a las necesidades individuales de cada paciente.

3. **Monitoreo de la salud**: Dispositivos conectados y aplicaciones basadas en IA facilitan el monitoreo constante de la salud de los pacientes, alertas puntuales tempranas y ocurrencias puntuales.

El impacto de la inteligencia artificial en el empleo y la salud es innegable y seguirá siendo un tema de creciente relevancia en los próximos años. Si bien ofrece oportunidades para aumentar la eficiencia y mejorar la calidad de vida, también plantea desafíos éticos, sociales y regulatorios que deben ser abordados con prudencia. En los capítulos siguientes, exploraremos con mayor profundidad los efectos de la IA en el empleo y la salud, analizando casos concretos, ventajas y desafíos, y considerando perspectivas futuras para un mundo cada vez más impulsado por la inteligencia artificial.

Capitulo 2

AUTOMATIZACIÓN DEL EMPLEO: CÓMO LA IA ESTÁ TRANSFORMANDO LA FUERZA LABORAL Y LOS POSIBLES EFECTOS EN EL EMPLEO HUMANO:

L a llegada de la Inteligencia Artificial ha abierto un nuevo capítulo en la historia laboral, desencadenando cambios significativos en la forma en que trabajaron y en las industrias en las que nos desenvolvemos. La automatización del empleo, impulsada por la IA y la robótica, ha generado expectativas y preocupaciones en igual medida, y comprender su alcance y efectos posibles se ha vuelto esencial en el debate sobre el futuro del trabajo.

El panorama actual de la automatización del empleo

La automatización ya está presente en muchas áreas laborales y seguirá expandiéndose en los próximos años. Desde la producción manufacturera hasta la atención al cliente, la IA ha demostrado su capacidad para realizar tareas previamente realizadas por trabajadores humanos. Aunque algunas ocupaciones han sido más susceptibles a la automatización que otras, prácticamente ninguna industria se mantendrá inmune a esta transformación.

Efectos en la fuerza laboral

1. **Eliminación de trabajos rutinarios**: Los trabajos que involucran tareas repetitivas y predecibles son los más

vulnerables a la automatización. En sectores como la fabricación y la logística, los robots y sistemas de IA pueden realizar estas tareas de manera más rápida y eficiente, limitando la necesidad de mano de obra humana.

2. **Reasignación de tareas**: Aunque la automatización puede eliminar ciertos trabajos, también puede conducir a la reasignación de tareas. Los trabajadores pueden requerir tareas más complejas y creativas que requieren habilidades humanas únicas, como la toma de decisiones estratégicas y la resolución de problemas no estructurados.

3. **Nuevas oportunidades laborales**: La implementación de la IA crea la necesidad de nuevos roles y habilidades especializadas para desarrollar, mantener y mejorar los sistemas de inteligencia artificial. Además, la creación de tecnologías innovadoras también puede fomentar la aparición de industrias emergentes.

Impacto en los trabajadores

1. **Desplazamiento laboral**: La automatización puede provocar el desplazamiento de trabajadores cuyos empleos se vuelvan obsoletos. Los empleados que no estén preparados para adaptarse a las nuevas demandas del mercado podrían enfrentar dificultades para encontrar trabajo en sus campos tradicionales.

2. **Reentrenamiento y reskilling**: Ante los cambios tecnológicos, el reentrenamiento y la adquisición de nuevas habilidades se vuelven cruciales para asegurar la empleabilidad. Inversiones en programas de reskilling pueden ayudar a los trabajadores a adaptarse y permanecer relevantes en el mercado laboral.

3. **Brecha de skills**: A medida que la tecnología avanza rápidamente, puede surgir una brecha entre las habilidades requeridas por el mercado y las habilidades

disponibles en los trabajadores. Es fundamental que los gobiernos y las empresas colaboren para cerrar esta brecha y asegurar que la fuerza laboral esté preparada para los desafíos del futuro.

El papel de la IA y la colaboración humano-máquina

Aunque la automatización puede sustituir algunas tareas, la colaboración entre humanos y máquinas también ofrece un gran potencial. La IA puede complementar las habilidades humanas, aumentar la productividad y mejorar la calidad del trabajo. Además, la IA puede actuar como una herramienta de asistencia, tomar información y analizar para respaldar la toma de decisiones humanas.

El debate ético y social

La automatización del empleo plantea cuestiones éticas y sociales importantes. El temor a la pérdida masiva de empleos y el impacto en la calidad de vida de los trabajadores son legítimos. Además, se deben abordar las implicaciones de la desigualdad económica y cómo garantizar que los beneficios de la IA se distribuyan de manera justa en la sociedad.

En conclusión, la automatización del empleo impulsada por la IA es una realidad que transforma la fuerza laboral en todos los sectores. Aunque puede brindar ventajas en términos de eficiencia y productividad, también plantea desafíos importantes que deben ser abordados con enfoques colaborativos y estrategias adecuadas. Preparar a los trabajadores para el futuro y fomentar la adaptabilidad serán pilares fundamentales para aprovechar el potencial de la IA de manera positiva y equitativa.

Capitulo 3

REENTRENAMIENTO Y RECONVERSIÓN LABORAL: ESTRATEGIAS DE PREPARAR A LOS TRABAJADORES PARA EL CAMBIO IMPULSADO POR LA IA:

A medida que la inteligencia artificial continúa avanzando y transformando el panorama laboral, se vuelve esencial abordar el desafío de preparar a los trabajadores para enfrentar los cambios que esta revolución tecnológica conlleva. El reentrenamiento y reconversión laboral son estrategias fundamentales para garantizar que los empleados puedan adaptarse y prosperar en un entorno impulsado por la IA. En este capítulo, exploraremos en detalle estas estrategias y su importancia para el futuro del trabajo.

La necesidad de reentrenamiento y reconversión laboral:

La implementación de la IA y la automatización puede hacer que ciertos trabajos se vuelvan obsoletos o redundantes. Aunque se generarán nuevas oportunidades laborales, muchos trabajadores enfrentarán la necesidad de adquirir habilidades actualizadas para seguir siendo competitivos en el mercado laboral.

1. **Anticipar el cambio**: Identificar las tendencias y

tecnologías emergentes es fundamental para anticipar los cambios en el mercado laboral. Comprender cómo la IA afectará a diferentes industrias y ocupaciones permitirá una planificación proactiva para el reentrenamiento y la reconversión laboral.

2. **Promover la adaptabilidad**: Fomentar una cultura de aprendizaje continuo y adaptabilidad en las empresas y los trabajadores es esencial. La disposición para adquirir nuevas habilidades y conocimientos se vuelve crucial en un entorno donde la tecnología evoluciona rápidamente.

Estrategias para el reentrenamiento y reconversion laboral:

1. **Programas de reskilling y upskilling**: Los programas de reskilling se centran en capacitar a los trabajadores para que adquieran nuevas habilidades que les permitan realizar diferentes roles en sus industrias actuales o en otras emergentes. Por otro lado, el upskilling se enfoca en mejorar las habilidades existentes para que los trabajadores puedan asumir responsabilidades más complejas y especializadas.

2. **Colaboración entre industria y educación**: La colaboración entre empresas y establecimientos educativos es crucial para diseñar programas de capacitación que se alineen con las necesidades del mercado laboral. Establecer alianzas que promuevan el acceso a la educación y el aprendizaje técnico es fundamental para preparar a los trabajadores para las demandas de la economía impulsada por la IA.

3. **Formación en habilidades humanas**: Aunque la IA y la automatización pueden realizar tareas técnicas, las habilidades humanas únicas, como la creatividad, el pensamiento crítico y la inteligencia emocional, seguirán siendo fundamentales. Fomentar y desarrollar estas habilidades ayudarán a los trabajadores a

destacarse en un entorno cada vez más tecnológico.

4. **Asesoramiento y apoyo psicológico**: El proceso de reentrenamiento y reconversión laboral puede ser desafiante y generar estrés en los trabajadores. Proporcionar asesoramiento y apoyo psicológico puede ayudar a gestionar la ansiedad y la incertidumbre asociada con el cambio de carrera.

Incentivos gubernamentales y empresariales

1. **Políticas de empleo y formación**: Los gobiernos pueden jugar un papel crucial al establecer políticas que fomenten la formación y el reentrenamiento de la fuerza laboral. Incentivos fiscales y programas de subvenciones para empresas y trabajadores pueden facilitar la transición hacia una economía impulsada por la IA.

2. **Inversiones en investigación y desarrollo**: Las empresas pueden contribuir al proceso de reentrenamiento y reconversión laboral al invertir en investigación y desarrollo de tecnologías de aprendizaje automático y herramientas de capacitación innovadoras.

El valor del aprendizaje a lo largo de la vida

En un mundo en constante cambio impulsado por la IA, el aprendizaje a lo largo de la vida se convierte en una necesidad imperiosa. Tanto para los trabajadores como para las empresas, invertir en el desarrollo de habilidades y conocimientos continuos garantizará una adaptabilidad y competitividad constantes en el mercado laboral.

La inteligencia artificial está alterando el panorama laboral de manera significativa, lo que requiere estrategias efectivas de reentrenamiento y reconversión laboral con el fin de preparar a los trabajadores para el futuro del trabajo. La colaboración entre gobiernos, empresas y trabajadores es fundamental para abordar estos desafíos y asegurar que todos puedan aprovechar las oportunidades que ofrece la revolución de la IA. Promover una mentalidad de aprendizaje continuo y adoptar un enfoque proactivo hacia el cambio son factores clave para garantizar una transición exitosa hacia un mundo cada vez más tecnológico y automatizado.

Capitulo 4

IA EN EL SECTOR DE LA SALUD: AVANCES, BENEFICIOS Y DESAFÍOS EN LA ATENCIÓN MÉDICA Y EL DIAGNÓSTICO:

L a inteligencia artificial ha irrumpido en el sector de la salud con un potencial transformador sin precedentes, ofreciendo avances significativos, beneficios considerables y desafíos sustanciales en la atención médica y el diagnóstico. En este capítulo, exploraremos cómo la IA está impactando la industria de la salud y cómo está revolucionando la manera en que se abordan las enfermedades y se brinda atención a los pacientes.

Algunos aspectos clave de este impacto incluye:

1. Diagnóstico preciso y temprano: Los algoritmos de IA pueden analizar grandes cantidades de datos de pacientes y registros médicos para detectar patrones tempranos de enfermedades, logrando un diagnóstico más preciso y una intervención temprana en etapas críticas.

2. Mejora de la precisión en la imagenología: La IA ha demostrado una capacidad excepcional para interpretar imágenes médicas, como radiografías, tomografías computarizadas y resonancias magnéticas, mejorando la precisión del diagnóstico y la detección temprana de anomalías.

3. Personalización del tratamiento: La IA permite analizar

datos individuales de pacientes y crear planes de tratamiento personalizados, considerando factores genéticos, ambientales

4. Capacitación y colaboración interdisciplinaria: La integración exitosa de la IA en el sector de la salud requiere una colaboración estrecha entre expertos en medicina, ingeniería, ética, informática y otros campos. La capacitación interdisciplinaria permitirá una comprensión más profunda de las sugerencias y aplicaciones de la IA en la atención médica.

5. Minimización de sesgos y discriminación: La IA se basa en datos históricos, lo que puede llevar a cabo a la perpetuación de sesgos y discriminación. Es crucial implementar enfoques que garanticen la equidad en la atención médica y reduzcan cualquier sesgo en los algoritmos para evitar resultados injustos.

6. Seguridad y protección de datos: La implementación de la IA en el sector de la salud debe estar respaldada por medidas sólidas de seguridad y protección de datos. Los sistemas de IA deben garantizar la privacidad de la información médica y estar protegidos contra ataques cibernéticos.

7. Validación y transparencia: Los algoritmos de IA utilizados en la toma de decisiones médicas deben ser validados y transparentes. Los profesionales de la salud y los pacientes deben entender cómo funcionan estos sistemas y confiar en su eficacia y precisión.

8. Adaptación a los cambios: A medida que la IA sigue evolucionando, es fundamental que las instituciones de salud estén dispuestas a adaptarse a los cambios tecnológicos y culturales que conlleva su implementación. Esto implica una mentalidad abierta al cambio y una cultura organizativa que promueve la innovación y el aprendizaje continuo.

9. Evaluación de costos y beneficios: Aunque la IA ofrece numerosos beneficios, también implica costos significativos en términos de infraestructura, capacitación y mantenimiento. Es esencial realizar pruebas rigurosas de costos y beneficios para tomar decisiones informadas sobre la inversión en tecnología de IA.

10. Interoperabilidad y estándares: Para que la IA sea realmente efectiva en el sector de la salud, es fundamental establecer estándares y protocolos de interoperabilidad que permitan la integración fluida de sistemas y datos entre diferentes instituciones y plataformas.

11. Abordar la brecha digital: Si bien la IA tiene el potencial de mejorar la atención médica, también puede exacerbar la brecha digital existente, dejando atrás a poblaciones vulnerables. Es importante asegurar que todas las comunidades tengan acceso equitativo a las tecnologías de IA.

12. Ética y toma de decisiones en la atención médica con IA: Uno de los aspectos cruciales al adoptar la IA en el sector de la salud es la consideración ética en la toma de decisiones. Los algoritmos de IA pueden ofrecer recomendaciones y opciones de tratamiento, pero la última palabra sigue recayendo en los profesionales de la salud y los pacientes. Es importante recordar que la IA no debe reemplazar la interacción humana, sino complementarla para brindar una atención integral.

Los avances, beneficios y desafíos en la atención médica y el diagnóstico", son imprescindibles para reconocer que la inteligencia artificial es una herramienta poderosa y prometedora que está redefiniendo la forma en que abordamos la salud y el bienestar de las personas. Sin embargo, también debemos tener presente que la IA no puede sustituir por completo a los profesionales de la salud, sino que debe ser vista como un complemento que optimice sus capacidades y habilidades.

El éxito de la inteligencia artificial en el ámbito de la salud surgió en gran medida de nuestra capacidad para equilibrar la innovación tecnológica con la empatía y la compasión humana. Es fundamental que, en medio de este avance tecnológico, no perdamos de vista la importancia del contacto humano en la atención médica, ya que el vínculo entre médicos y pacientes desempeña un papel crucial en el proceso de curación y cuidado.

El futuro de la inteligencia artificial en la salud es emocionante, pero también desafiante. A medida que continuamos avanzando en esta era de la IA, debemos asegurarnos de que los beneficios lleguen a todas las personas, sin importar su ubicación geográfica o su condición socioeconómica. Además, la transparencia, la ética y la responsabilidad deben guiar cada paso que demos en el desarrollo y la implementación de estas tecnologías.

Finalmente, recordemos que el impacto de la inteligencia artificial en el empleo y la salud es un tema en constante evolución. Por lo tanto, es imperativo que sigamos investigando, debatiendo y trabajando juntos para aprovechar al máximo las ventajas que la IA nos ofrece.

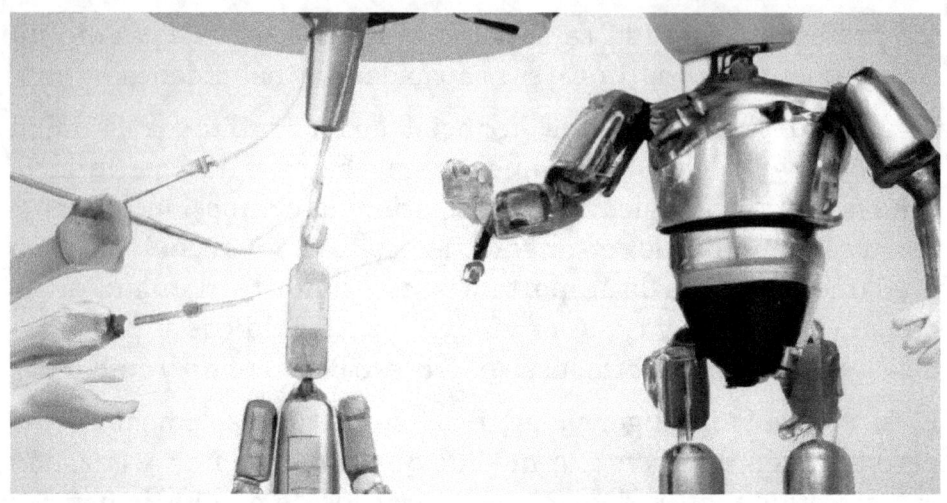

Capitulo 5

ROBÓTICA MÉDICA: EL PAPEL DE LOS ROBOTS Y LA IA EN LA CIRUGÍA Y LOS PROCEDIMIENTOS MÉDICOS:

L a robótica médica ha surgido como una de las aplicaciones más emocionantes y revolucionarias de la inteligencia artificial en el campo de la salud. En este capítulo, exploraremos cómo los robots y la IA están transformando la cirugía y otros procedimientos médicos, brindando mejoras significativas en precisión, eficiencia y resultados para los pacientes.

A medida que avanzamos hacia un futuro cada vez más tecnológico en el campo de la salud, es importante reconocer que la robótica médica y la inteligencia artificial no son una solución definitiva, sino una herramienta poderosa que complementa la habilidad y el juicio humano. Es esencial que los profesionales de la salud, los desarrolladores de tecnología y los responsables de la toma de decisiones trabajen en colaboración para garantizar una implementación responsable y ética de la robótica médica.

Además, es crucial abordar las preocupaciones y desafíos éticos que surgen en el contexto de la robótica médica, como la privacidad de los datos, el sesgo algorítmico, la responsabilidad legal y la equidad en el acceso a estas tecnologías. Solo a través de una regulación adecuada y una gobernanza sólida podemos garantizar que la robótica médica se utilice de manera responsable y en beneficio de la sociedad en su conjunto.

Asimismo, es esencial mantener una mentalidad abierta hacia la innovación y la evolución de la tecnología en la salud. Si bien la implementación de la robótica y la IA puede parecer desafiante en un principio, también es una oportunidad para mejorar significativamente la calidad de la atención médica, reducir los riesgos y complicaciones en los procedimientos y ampliar el acceso a la atención médica especializada.

En el futuro, podemos esperar una mayor integración de la robótica médica con otras tecnologías emergentes, como la telemedicina, la realidad virtual y el aprendizaje automático, lo que permitirá sin lugar a duda mayores beneficios para los pacientes.

La relación entre médico y paciente es fundamental para la confianza y la comprensión mutua. La presencia humana, la escucha activa y el apoyo emocional brindaron consuelo y seguridad a los pacientes durante momentos difíciles, y esto no puede ser mejorado por la tecnología. Por lo tanto, es crucial encontrar un equilibrio adecuado entre la automatización y la interacción humana en la atención médica.

Además, es necesario abordar la cuestión de la formación y actualización profesional en un mundo donde la robótica médica desempeñará un papel más destacado. Los profesionales de la salud deben estar preparados para trabajar con estas tecnologías y comprender su alcance y límites. La capacitación continua y la educación en el uso de la robótica y la IA son fundamentales para garantizar que la transición sea exitosa y se mantenga el más alto nivel de calidad en la atención médica.

La adopción de la robótica médica también una inversión significativa por parte de los sistemas de salud. Aunque los beneficios a largo plazo pueden ser sustanciales, es importante evaluar los costos y beneficios para garantizar una distribución justa y equitativa de los recursos. Esto asegurará que la tecnología esté disponible para todas las personas, independientemente de su situación económica o geográfica.

En cuanto a la ética y la responsabilidad en el uso de la robótica médica, los principios fundamentales deben guiar las decisiones y políticas relacionadas con estas tecnologías. La transparencia en el funcionamiento de los algoritmos, la protección de la privacidad del paciente y la rendición de cuentas en caso de errores son elementos esenciales que deben ser cuidadosamente abordados.

Es crucial promover la colaboración y el intercambio de conocimientos entre diferentes instituciones, países y campos de la ciencia para acelerar el desarrollo y la implementación segura de la robótica médica. La cooperación internacional permitirá abordar desafíos globales de manera más efectiva y las mejores prácticas en el uso compartido de estas tecnologías para el beneficio de la humanidad.

A continuación, detallare cómo estas tecnologías están impactando tanto a los profesionales de la salud como a los pacientes:

1. Evolución de la robótica médica: Desde sus inicios como herramientas de asistencia hasta la implementación de robots quirúrgicos controlados por IA, la robótica médica ha evolucionado significativamente. Esta tecnología ha permitido a los cirujanos realizar un cabo de procedimientos con mayor precisión y menores riesgos.

2. Beneficios de la robótica en la cirugía: Los robots quirúrgicos asistidos por IA ofrecen una mayor destreza y precisión, lo que reduce el margen de error y mejora los resultados en comparación con las técnicas tradicionales. Los procedimientos menos invasivos también pueden reducir el tiempo de recuperación del paciente.

3. Acceso a la atención especializada: La robótica médica ha posibilitado llevar a cabo cirugías complejas y especializadas en centros médicos que cuentan con esta tecnología, lo que permite a los pacientes acceder a un nivel de atención que anteriormente podría no haber estado disponible en su área geográfica.

4. Navegación guiada por IA y realidad aumentada: La combinación de la IA con tecnologías de navegación y realidad aumentada ha mejorado la precisión y la visión intraoperatoria, permitiendo a los cirujanos ver estructuras anatómicas en tiempo real y obtener información relevante durante los procedimientos.

5. Cirugía robótica en especialidades médicas: La robótica ha encontrado aplicaciones en diversas especialidades médicas, como cirugía cardíaca, ginecológica, urológica y ortopédica. Estos robots altamente especializados han permitido un tratamiento más efectivo y menos invasivo para una variedad de condiciones médicas.

6. Formación y capacitación en robótica médica: La adopción de la robótica médica implica un proceso de formación y capacitación para los profesionales de la salud. La enseñanza de nuevas habilidades y el dominio de la tecnología son fundamentales para garantizar una implementación exitosa y segura.

7. Desafíos éticos en la robótica médica: La automatización de procedimientos médicos plantea cuestiones éticas, como la responsabilidad en caso de

errores o mal funcionamiento de los robots, la toma de decisiones asistida por IA y la hubo de la relación médico-paciente.

8. Costos y accesibilidad: Aunque la robótica médica ofrece beneficios significativos, la adopción de esta tecnología también conlleva costos considerables. Es fundamental abordar las preocupaciones sobre la equidad y el acceso a estos tratamientos avanzados para todos los pacientes.

9. Investigación y desarrollo continuo: La robótica médica es un campo en constante evolución, con nuevas innovaciones y mejoras que se desarrollan de manera continua. Es necesario promover la investigación y el desarrollo para optimizar la eficiencia y eficacia de estos sistemas.

10. Comunicación y confianza con los pacientes: Los profesionales de la salud deben ser efectivos comunicados al explicar a los pacientes cómo se usó la robótica en sus procedimientos médicos. La confianza y la comprensión del paciente son fundamentales para garantizar una experiencia positiva y exitosa.

11. Integración de la robótica en el sistema de salud: La incorporación de la robótica médica en el sistema de salud implica la actualización y la adaptación de infraestructuras y procesos. Es necesario coordinar eficientemente a los equipos médicos y los robots para asegurar un funcionamiento armonioso.

Riesgos e incluso responsabilidad: A pesar de los avances en la tecnología, siempre existe un riesgo asociado a cualquier procedimiento médico, aquellos asistidos por robots. La claridad en cuanto a la responsabilidad y la gestión de riesgos es esencial para proteger tanto a los pacientes como a los profesionales de la salud.

En el contexto de la robótica médica, los fabricantes de equipos médicos y desarrolladores de software deben asumir la responsabilidad de garantizar que sus sistemas sean seguros y confiables. Esto implica realizar rigurosas pruebas y certificaciones para reducir el riesgo de caídas o mal funcionamiento durante los procedimientos. Asimismo, deben proporcionar capacitación adecuada a los profesionales de la salud que utilizarán los robots quirúrgicos, asegurándose de que comprendan completamente el funcionamiento de la tecnología.

Por otro lado, los profesionales de la salud que operan los sistemas robóticos también deben ser conscientes de los riesgos asociados y estar preparados para tomar decisiones rápidas y precisas en situaciones imprevistas.

Capítulo 6

PRIVACIDAD Y ÉTICA EN LA SALUD: CONSIDERACIONES SOBRE EL USO DE DATOS PERSONALES Y LA TOMA DE DECISIONES EN EL ÁMBITO SANITARIO:

E l avance de la inteligencia artificial en el campo de la salud ha abierto nuevas posibilidades para mejorar la atención médica y los diagnósticos, pero también ha planteado desafíos éticos y de privacidad. En este capítulo, exploraremos las indicaciones éticas y de privacidad relacionadas con el uso de datos personales y la toma de decisiones en el ámbito sanitario, así como las medidas necesarias para garantizar un enfoque responsable y respetuoso hacia estas cuestiones.

A través de una gobernanza adecuada, educación y concienciación, podemos aprovechar el potencial de la IA en la salud para brindar una atención médica más efectiva y personalizada sin comprometer la privacidad y la ética.

Principios éticos para la IA en la salud

1. **Justicia y equidad**: Los algoritmos de IA deben ser diseñados y perturbados de manera que eviten sesgos y aseguren un trato justo y equitativo para todos los pacientes, independientemente de su género, raza, etnia u otros factores.

2. **Transparencia y rendición de cuentas**: Las decisiones tomadas por la IA deben ser explicables y transparentes para los pacientes y los profesionales de la salud. Además, los responsables de desarrollar y utilizar la IA deben ser responsables de sus acciones y resultados.

3. **Beneficio para el paciente**: La adopción de la IA en la salud debe ocupar en el beneficio para el paciente y mejorar los resultados de salud, garantizando que la tecnología se utilice en beneficio de la humanidad.

4. **Respeto a la autonomía del paciente**: La IA debe respetar la autonomía del paciente, permitiendo que este tome decisiones informadas y tenga control sobre el uso de sus datos personales.

Desafíos futuros y reflexiones

A medida que la IA continúa avanzando en el ámbito de la salud, surgirán nuevos desafíos éticos y de privacidad que deberán ser abordados. Algunos desafíos y reflexiones importantes incluyen:

1. **Seguridad cibernética**: La protección de los datos personales de los pacientes frente a ataques cibernéticos y robos de datos se vuelve cada vez más crítica en un entorno digitalizado.

2. **Aplicación de políticas y reglamentos**: Los gobiernos y las organizaciones de salud deben aplicar políticas y reglamentos efectivos para garantizar el uso ético y responsable de la IA en el ámbito sanitario.

3. **Responsabilidad profesional**: Los profesionales de la salud deben asumir la responsabilidad de garantizar que la IA se utilice de manera ética

Innovaciones en privacidad y ética

1. **Técnicas de privacidad diferencial**: La privacidad diferencial es una técnica que se utiliza para proteger la privacidad de los datos personales al agregar ruido aleatorio a los resultados del análisis. Esto permite

que se obtengan conclusiones útiles de los datos sin comprometer la identidad de los individuos.

2. **FedAI (AI Federada)**: La federación de inteligencia artificial permite el entrenamiento de modelos de IA en datos distribuidos en instituciones múltiples sin compartir los datos reales. Esto preserva la privacidad de los pacientes mientras se obtienen modelos de IA más robustos.

3. **Certificaciones y estándares de privacidad**: El establecimiento de certificaciones y estándares de privacidad específicos para la IA en el ámbito de la salud puede ayudar a garantizar que las organizaciones cumplan con las mejores prácticas éticas y de privacidad.

Consideraciones sobre el consentimiento informado

1. **Información clara y accesible**: El consentimiento informado debe ser proporcionado de manera clara y accesible para que los pacientes comprendan completamente cómo se utilizarán sus datos y qué sugerencias tiene.

2. **Consentimiento específico**: Los pacientes deben tener la opción de dar su consentimiento para el uso de sus datos en proyectos de investigación o desarrollo de IA específicos, asegurando que se respeten sus preferencias individuales.

La importancia de la gobernanza y la colaboración

La adopción responsable de la inteligencia artificial en el ámbito de la salud requiere una gobernanza sólida y una colaboración efectiva entre diversos actores, incluidos profesionales de la salud, expertos en ética, juristas, científicos de datos, reguladores y representantes del público en general. Establecer una gobernanza adecuada es esencial para garantizar que la IA en la salud se utilice de manera ética, transparente y en línea con los mejores intereses de los pacientes y la sociedad en general.

Creación de políticas y directrices éticas

La gobernanza efectiva de la IA en la salud implica la creación de políticas y directrices éticas que orientan el desarrollo, implementación y uso de esta tecnología en el ámbito sanitario. Estas políticas deben abordar cuestiones cruciales como el consentimiento informado, la privacidad de los datos, la transparencia de los algoritmos y la responsabilidad en la toma de decisiones. La colaboración entre expertos de diferentes disciplinas es fundamental para establecer políticas sólidas y adecuadas para el contexto de la salud.

Supervisión y regulación adecuada

Los organismos reguladores desempeñan un papel fundamental en la supervisión y regulación del uso de la IA en la salud. Es esencial que estas instituciones trabajen de manera conjunta con expertos en ética y profesionales de la salud para desarrollar marcos regulatorios que protejan la privacidad de los pacientes, eviten sesgos algorítmicos y garanticen la transparencia y rendición de cuentas de las decisiones tomadas por la IA.

colaboración multidisciplinaria

La complejidad de la IA en la salud exige una colaboración multidisciplinar. Los profesionales de la salud pueden aportar su experiencia clínica y conocimiento del paciente, los científicos de datos pueden contribuir con su experiencia en algoritmos y análisis de datos, y los expertos en ética pueden asegurar que se sigan los principios éticos fundamentales en todas las etapas del desarrollo y aplicación de la IA.

Colaboración con organizaciones de defensa de los pacientes y la sociedad civil

Además de una comunicación transparente con el público en general, es fundamental establecer una colaboración estrecha con organizaciones de defensa de los pacientes y la sociedad civil.

Estas organizaciones representan los intereses y preocupaciones de los pacientes y proporcionan información valiosa sobre las expectativas y necesidades de las personas en relación con el uso de la IA en la salud. La colaboración con estas organizaciones permite una retroalimentación directa y asegura que las decisiones relacionadas con la IA estén alineadas con las prioridades y valores de los pacientes.

Encuestas y estudios de percepción pública

Realizar encuestas y estudios de percepción pública sobre la IA en la salud puede ayudar a comprender mejor las actitudes y opiniones del público en relación con esta tecnología. Estos estudios pueden revelar información específica sobre la privacidad, la ética y la confianza en el uso de la IA en el ámbito sanitario. La información recopilada a través de estas investigaciones puede ser utilizada para adaptar las estrategias de comunicación y abordar los desafíos identificados.

Acceso a información actualizada y precisa

Para una comunicación transparente, es crucial contar con información actualizada y precisa sobre el desarrollo y aplicaciones de la IA en la salud. Los avances en esta área ocurren rápidamente, por lo que es necesario mantener al día con las últimas investigaciones y desarrollos para proporcionar información confiable y precisa al público. Esto también implica compartir de manera clara y oportuna cualquier cambio significativo en las políticas o prácticas relacionadas con la IA en la atención médica.

Apertura al diálogo y preguntas frecuentes

Promover un enfoque abierto al diálogo con el público es esencial para abordar preguntas y preocupaciones. La creación de una sección de preguntas frecuentes (FAQ) sobre la IA en la salud en sitios web y materiales informativos puede ser útil para responder a las dudas más comunes de manera accesible. Además, brindar oportunidades para participar en sesiones de preguntas y respuestas en línea o eventos presenciales puede fomentar un diálogo constructivo y enriquecedor con el público.

Transparencia en la toma de decisiones y políticas de datos

La comunicación transparente también debe extenderse a las políticas de datos y la toma de decisiones relacionadas con la IA en la salud. Las organizaciones y entidades involucradas deben explicar claramente cómo se utilizan los datos recopilados, qué medidas se toman para proteger la privacidad y cómo se abordan los desafíos éticos. La transparencia en estas áreas es esencial para mantener la confianza del público en el uso de la IA en la atención médica.

Capítulo 7

IA Y BIENESTAR EMOCIONAL: APLICACIONES PARA LA SALUD MENTAL Y EL APOYO EMOCIONAL:

La inteligencia artificial no solo ha revolucionado el ámbito de la salud física, sino que también ha demostrado un gran potencial en el cuidado del bienestar emocional y la salud mental. En este capítulo, exploraremos cómo la IA se ha convertido en una aliada en la mejora de la salud mental y el apoyo emocional, necesitando herramientas innovadoras que complementan y enriquecen la atención tradicional.

La carga de salud mental y la necesidad de soluciones innovadoras

1. **El aumento de los trastornos de salud mental**: En los últimos años, los trastornos de salud mental han ido en aumento, representando una carga significativa para las personas y las sociedades en todo el mundo. La IA ofrece nuevas posibilidades para abordar estos desafíos y mejorar la calidad de vida de aquellos que luchan con problemas emocionales.

2. **Acceso limitado a la atención**: Muchas personas enfrentan barreras para acceder a servicios de salud mental, como la falta de recursos, la estigmatización o la falta de profesionales disponibles. La IA puede ayudar a superar estas barreras al proporcionar soluciones digitales accesibles y asequibles.

Intervenciones virtuales para el bienestar emocional

Asistentes virtuales para el apoyo emocional: Los asistentes virtuales impulsados por IA, como chatbots, pueden proporcionar un apoyo emocional inmediato y personalizado a las personas que enfrentan situaciones estresantes o difíciles. Estas aplicaciones impulsadas por inteligencia artificial brindan un recurso accesible y confidencial para aquellos que enfrentan situaciones de ansiedad, estrés, depresión u otras dificultades emocionales.

La ventaja de los asistentes virtuales radica en su disponibilidad las 24 horas del día, los 7 días de la semana, lo que permite a las personas recibir apoyo emocional instantáneo en momentos de necesidad. La tecnología de chatbots y algoritmos de IA les permite adaptarse a las necesidades individuales de cada usuario, ofreciendo consejos personalizados y recursos útiles para afrontar situaciones difíciles.

Estos asistentes virtuales no reemplazan la terapia tradicional ni la empatía humana, pero complementan la atención profesional y pueden ser especialmente valiosos para aquellos que necesitan una intervención inmediata o que enfrentan barreras para acceder a servicios de salud mental. La discreción y la confidencialidad que brindan los asistentes virtuales también pueden ayudar a reducir el estigma asociado con los problemas de salud mental, ya que algunas personas pueden sentirse más cómodas compartiendo sus pensamientos y emociones con una entidad virtual.

Sin embargo, es importante recordar que los asistentes virtuales no son un sustituto para el cuidado humano y la intervención profesional siempre será indispensable para el cuidado y bienestar de los pacientes.

Empoderando a los usuarios en su bienestar emocional

Una de las principales ventajas de los asistentes virtuales para el apoyo emocional es que empoderan a los usuarios al brindarles herramientas y recursos para gestionar sus propias emociones. Estas aplicaciones pueden ofrecer técnicas de relajación, ejercicios de atención plena y estrategias de afrontamiento que los usuarios pueden aplicar en su vida diaria. Al promover la autogestión emocional, los asistentes virtuales ayudan a las personas a desarrollar habilidades para afrontar el estrés y la ansiedad de manera más efectiva.

Acceso universal y superación de barreras

Los asistentes virtuales para el apoyo emocional tienen el potencial de superar barreras geográficas y socioeconómicas, lo que permite a personas de diferentes partes del mundo acceder a recursos de bienestar emocional de forma equitativa. Para aquellos que viven en áreas remotas o tienen dificultades para acceder a servicios de salud mental tradicionales, estas aplicaciones ofrecen una opción conveniente y económica para recibir apoyo emocional.

personalización y adaptabilidad

La inteligencia artificial permite que los asistentes virtuales se adapten a las necesidades individuales de cada usuario. A través del análisis de datos y la retroalimentación continua, estos programas pueden ajustar sus recomendaciones y enfoques para satisfacer las preferencias y situaciones únicas de cada persona. Esta personalización mejora la eficacia de la intervención y aumenta la relevancia del apoyo emocional proporcionado.

Detección temprana de crisis emocionales

La detección temprana de crisis emocionales es un aspecto crítico de los asistentes virtuales para el apoyo emocional. La capacidad de la inteligencia artificial para analizar patrones de comportamiento y lenguaje puede identificar señales de advertencia de problemas de salud mental antes de que alcancen niveles más críticos. Esto permite una intervención oportuna y puede marcar la diferencia en la vida de las personas que enfrentan momentos difíciles.

Capitulo 8

TELEMEDICINA Y IA: EL ACCESO A LA ATENCIÓN MÉDICA:

En el contexto de la revolución digital y el avance de la inteligencia artificial, la telemedicina ha experimentado un crecimiento significativo y se ha convertido en una poderosa herramienta para mejorar el acceso a la atención médica. En este capítulo, exploraremos cómo la inteligencia artificial ha impulsado la telemedicina, permitiendo una atención médica remota más eficiente, efectiva y accesible para las personas en todo el mundo.

El surgimiento de la telemedicina

Definición y alcance de la telemedicina: La telemedicina, un término derivado de la unión de las palabras "telecomunicaciones" y "medicina", es un enfoque innovador en la prestación de servicios de atención médica que utiliza tecnologías de la información y las comunicaciones para facilitar la entrega de atención médica y asistencia médica a distancia. A través de la telemedicina, pacientes y profesionales de la salud pueden conectarse en tiempo real, sin la necesidad de una interacción física directa. Esta modalidad de atención médica se ha convertido en una herramienta valiosa para superar barreras geográficas, mejorar el acceso a la atención y optimizar la eficiencia en el sistema de salud.

El alcance de la telemedicina abarca un amplio espectro de servicios de atención médica, que incluyen:

Teleconsulta:

Teleconsulta: Un acercamiento virtual a la atención médica

La teleconsulta es una modalidad de atención médica a distancia que permite a los pacientes interactuar con profesionales de la salud mediante videoconferencias o llamadas telefónicas. A través de esta plataforma virtual, los pacientes pueden recibir evaluaciones médicas, obtener diagnósticos, recibir asesoramiento médico y acceder a recomendaciones de tratamiento, todo ello desde la comodidad de su hogar u otro entorno de su elección.

La teleconsulta ha revolucionado la forma en que se brinda atención médica al eliminar las barreras geográficas y mejorar la accesibilidad para una amplia gama de personas, incluyendo aquellos que residen en áreas rurales o remotas, tienen dificultades de movilidad o enfrentan limitaciones para acceder a servicios médicos tradicionales.

La telemedicina y el futuro de la atención medica

La telemedicina, en conjunto con la inteligencia artificial, está desempeñando un papel fundamental en el futuro de la atención médica. A medida que avanza la tecnología y se perfeccionan los algoritmos de IA, se espera que la telemedicina continúe evolucionando y ofreciendo aún más beneficios para pacientes y profesionales de la salud.

Mejora en la precisión del diagnóstico y tratamiento

Con el uso de la inteligencia artificial en la telemedicina, se espera una mejora significativa en la precisión del diagnóstico y la identificación de patologías médicas. Los algoritmos de IA pueden analizar grandes cantidades de datos médicos, incluyendo imágenes, análisis de laboratorio y registros de pacientes, para proporcionar a los médicos una visión más profunda y detallada de la situación de un paciente. Esto puede resultar en diagnósticos más rápidos y precisos, lo que a su vez puede llevar a cabo tratamientos más efectivos y una mejor gestión de enfermedades.

Personalización de la atención medica

La combinación de la telemedicina y la inteligencia artificial también permite una atención médica más personalizada y centrada en el paciente. Los algoritmos de IA pueden analizar el historial médico y los datos de salud de cada paciente, identificar patrones y predecir enfermedades a la que se enfrentara más tarde el paciente.

Personalización de la atención medica: Beneficios y consideración

La personalización de la atención médica a través de la telemedicina y la inteligencia artificial promete una serie de beneficios significativos para pacientes y profesionales de la salud. Al utilizar algoritmos de IA para analizar datos médicos y comportamientos individuales, se pueden tomar decisiones de tratamiento más informadas y precisas, lo que lleva a una mejora en la calidad de la atención y resultados de salud. Sin embargo, también es importante considerar ciertos aspectos críticos para garantizar una implementación efectiva y ética.

Ventajas de la personalización de la atención medica:

1. **Tratamientos más efectivos:** Al considerar las características únicas de cada paciente, los tratamientos pueden ser diseñados para abordar sus necesidades específicas y optimizar los resultados de salud. Esto puede llevar a cabo una mayor eficacia en el tratamiento y una mejor gestión de enfermedades crónicas.

2. **Prevención proactiva:** La personalización de la atención médica permite la identificación temprana de factores de riesgo y señales de advertencia de enfermedades. Los algoritmos de IA pueden predecir el riesgo individual de desarrollar ciertas condiciones, lo que permite a los profesionales de la salud tomar medidas preventivas

proactivas para evitar o retrasar la aparición de enfermedades.

3. Mejora de la experiencia del paciente:

La personalización de la atención médica a través de la telemedicina y la inteligencia artificial tiene el potencial de mejorar significativamente la experiencia del paciente en el ámbito de la atención médica. Al considerar las características y necesidades únicas de cada individuo, los tratamientos pueden ser adaptados para proporcionar un enfoque más preciso y centrado en el paciente. Esta personalización no solo puede resultar en tratamientos más efectivos y resultados de salud optimizados, sino que también puede aumentar la satisfacción del paciente al sentirse más involucrado y empoderado en su proceso de atención.

La posibilidad de una prevención proactiva y el uso de tecnologías de inteligencia artificial para identificar riesgos y señales tempranas de enfermedades permiten una intervención más oportuna y una mejor gestión de enfermedades crónicas. Además, al optimizar el uso de recursos médicos y mejorar la eficiencia en el sistema de salud, la personalización de la atención médica también puede contribuir a una atención médica más sostenible y equitativa para todas las personas.

Los avances en la personalización de la atención médica no solo benefician a los pacientes, sino que también impactan positivamente en la relación entre pacientes y profesionales de la salud. La comunicación más cercana y el enfoque centrado en el paciente fortalece en la confianza y la colaboración en el proceso de toma de decisiones, lo que puede resultar en un mayor cumplimiento del tratamiento y mejores resultados de salud a largo plazo.

Sin embargo, para aprovechar al máximo los beneficios de

la personalización de la atención médica, es fundamental abordar consideraciones éticas y desafíos, como la privacidad y seguridad de datos, el sesgo algorítmico y el consentimiento informado. Los profesionales de la salud deben recibir la capacitación adecuada para interpretar y aplicar los resultados de la personalización, asegurando que el enfoque personalizado se realice de manera ética y segura.

En última instancia, la personalización de la atención médica representa un emocionante avance en la forma en que se brinda la atención médica, permitiendo una atención más centrada en el paciente y un enfoque preventivo que mejora la calidad de vida de las personas. Al combinar tecnología innovadora con la experiencia y compasión de los profesionales de la salud, la personalización de la atención médica se convierte en un pilar fundamental para el futuro de la atención médica, beneficiando a pacientes y comunidades en todo el mundo. Con una implementación cuidadosa y responsable, la personalización de la atención médica puede lograr un impacto positivo duradero en la salud y el bienestar de la sociedad en su conjunto.

Capitulo 9

DESIGUALDADES DE SALUD Y PAPEL DE LA INTELIGENCIA ARTIFICIAL: ACCESO Y CALIDAD DE ATENCIÓN:

L as desigualdades de salud son disparidades injustas en el acceso y calidad de atención médica que desaparecen a diferentes grupos de población en una sociedad. Estas disparidades pueden estar relacionadas con factores socioeconómicos, ubicación geográfica, raza, género, edad y otras características demográficas. En el contexto de la creciente aplicación de la inteligencia artificial en el ámbito de la salud, es esencial examinar cómo estas tecnologías pueden influir en las desigualdades de salud y si tienen el potencial de agravar o reducir estas brechas.

1. Acceso a la atención médica:

La inteligencia artificial puede desempeñar un papel crucial en el acceso a la atención médica al abordar los desafíos de ubicación geográfica y la escasez de profesionales de la salud en áreas remotas o desfavorecidas. Los sistemas de telemedicina y diagnóstico remoto basados en IA pueden llevar a cabo atención médica a lugares remotos, lo que mejora el acceso a la atención para poblaciones que anteriormente enfrentaron dificultades para acceder a servicios médicos.

Sin embargo, es importante tener en cuenta que la brecha digital puede ser un obstáculo en el acceso a estas tecnologías para algunas comunidades marginadas que aún no pueden tener acceso a dichos servicios.

Aplicaciones para poblaciones vulnerables:

La inteligencia artificial también ofrece oportunidades para mejorar la atención médica y el bienestar de las poblaciones vulnerables, como personas mayores, niños, personas con discapacidad y aquellos que enfrentan barreras de idioma o culturales. Los asistentes virtuales con capacidad de lenguaje natural pueden facilitar la comunicación con pacientes que tienen dificultades de audición o habla, brindando un acceso más inclusivo a la atención médica. Además, la IA puede ayudar a detectar signos tempranos de abuso o negligencia en poblaciones vulnerables, lo que permite una intervención más rápida y eficaz para proteger a quienes lo necesitan.

Investigación médica y ensayos clínicos: Impulsando la innovación con inteligencia artificial

La inteligencia artificial está desempeñando un papel transformador en la investigación médica y la realización de ensayos clínicos. Estas tecnologías avanzadas están permitiendo avances significativos en la comprensión de enfermedades, el descubrimiento de nuevos tratamientos y la agilización de procesos clave en la evaluación de terapias. A medida que la IA continúa evolucionando, su integración en la investigación médica tiene el potencial de acelerar la innovación y mejorar los resultados para los pacientes.

Análisis de grandes conjuntos de datos: Desvelando patrones y mejorando la toma de decisiones médicas

El análisis de grandes conjuntos de datos con inteligencia artificial ha abierto un mundo de posibilidades en el campo de la salud. La capacidad de procesar, interpretar y extraer información significativa de enormes cantidades de datos ha revolucionado la investigación médica y la atención al paciente.

Descubrimiento de patrones y correlaciones:

El análisis de grandes conjuntos de datos permite identificar patrones y correlaciones complejas que podrían pasar desapercibidos para los humanos. La IA puede analizar datos de pacientes, registros médicos, imágenes médicas y otros datos de salud.

Mejora de la eficiencia y reducción de costos:

El análisis de grandes conjuntos de datos con inteligencia artificial no solo beneficia a los pacientes y profesionales de la salud, sino que también tiene un impacto positivo en la eficiencia y reducción de costos en el sistema de salud en su conjunto.

En resumen, el análisis de grandes conjuntos de datos con inteligencia artificial está revolucionando la investigación médica y la atención médica en múltiples frentes. Desde el descubrimiento de patrones y biomarcadores hasta la predicción de resultados de tratamiento y la mejora de la eficiencia en el sistema de salud, estas tecnologías están generando un impacto significativo en la toma de decisiones médicas y en la mejora de la calidad de vida de los pacientes. Sin embargo, es esencial abordar los desafíos éticos y de privacidad para garantizar que el uso de la IA en el análisis de grandes conjuntos de datos se realice de manera responsable y equitativa, beneficiando a todas las personas en su acceso a una atención médica más efectiva y personalizado. además, se deben establecer políticas y regulaciones adecuadas para asegurar la transparencia en el uso de la inteligencia artificial en la salud, promoviendo la confianza del público y la colaboración entre diferentes actores del sector médico y tecnológico. Con un enfoque cuidadoso y ético en la implementación de estas tecnologías, la combinación de inteligencia artificial y análisis de grandes datos puede seguir impulsando la innovación en el campo de la salud y llevarnos hacia un futuro más saludable y prometedor para la humanidad.

SEGURIDAD Y REGULACIÓN EN LA IA: PROTEGIENDO A LOS CIUDADANOS EN EL ÁMBITO LABORAL Y DE LA SALUD:

L a creciente implementación de la inteligencia artificial en los sectores laborales y de la salud ha planteado importantes desafíos en términos de seguridad y regulación. A medida que la IA se convierte en una parte integral de nuestra sociedad, es esencial establecer marcos normativos y éticos que protejan los derechos y el bienestar de los ciudadanos. En este décimo capítulo, exploraremos el papel de los gobiernos y las instituciones en la promulgación de regulaciones efectivas para garantizar una aplicación responsable de la inteligencia artificial en el ámbito laboral y de la salud.

1. Marco regulatorio para la IA en el empleo y la salud:

La rápida adopción de la inteligencia artificial ha superado la capacidad de los marcos regulatorios actuales. Los gobiernos y las instituciones deben colaborar para desarrollar marcos legales y éticos que guíen el uso responsable de la IA en el empleo y la salud. Estos marcos deben abordar temas como la privacidad de los datos, la transparencia en los algoritmos y la responsabilidad en la toma de decisiones automatizadas.

2. Protección de datos personales:

La IA se basa en datos y, por lo tanto, la protección de datos personales es fundamental. Los gobiernos deben garantizar que las regulaciones de privacidad sean sólidas y estén en consonancia con las leyes de protección de datos existentes. Los ciudadanos deben tener el control y la transparencia sobre cómo se utilizan y comparten sus datos en el contexto de la inteligencia artificial.

3. Eliminación de sesgos y discriminación:

Los algoritmos de IA pueden heredar sesgos presentes en los datos con los que son trastornos, lo que puede conducir a decisiones discriminatorias y desiguales. Los gobiernos deben exigir que las organizaciones apliquen técnicas para eliminar sesgos y asegurar que los sistemas de IA sean justos y equitativos.

4. Responsabilidad en la toma de decisiones:

Es fundamental establecer la responsabilidad en la toma de decisiones automatizadas. Los gobiernos deben requerir que las organizaciones expliquen cómo se toman las decisiones con IA, especialmente en contextos críticos, como la atención médica y las decisiones de empleo. La transparencia en los algoritmos y la rendición de cuenta.

Promoviendo la educación y la conciencia sobre la IA:

La responsabilidad en la toma de decisiones con inteligencia artificial no recae únicamente en los desarrolladores y reguladores, sino también en los usuarios y la sociedad en general. Es esencial promover la educación y la conciencia sobre la IA para que las personas comprendan cómo funciona esta tecnología y cómo puede afectar sus vidas. La falta de comprensión puede llevar a una confianza ciega en las decisiones de la IA o a un temor infundado, lo que no es mejorar para el desarrollo y la adopción responsable de estas tecnologías.

Los gobiernos y las instituciones educativas deben trabajar en conjunto para incluir la inteligencia artificial en los programas de educación, desde niveles básicos hasta educación superior. Esto permitirá que los ciudadanos adquieran las habilidades necesarias para interactuar de manera informada y crítica con la IA en su vida diaria. También se deben desarrollar campañas de concienciación pública para informar a la sociedad sobre los beneficios y los riesgos de la inteligencia artificial, alentando un debate informado y participativo en la formulación de políticas y regulaciones.

Auditorías de IA y evaluaciones de impacto:

Para garantizar la responsabilidad en la toma de decisiones con IA, es importante llevar a cabo auditorías periódicas de los sistemas de inteligencia artificial. Estas auditorías evaluarán el cumplimiento de los principios éticos, la transparencia en las decisiones y la corrección de posibles sesiones. También se deben realizar evaluaciones de impacto para medir cómo la implementación de la IA afecta a los individuos y la sociedad en general. Esto permitirá identificar posibles efectos negativos y realizar ajustes para asegurar que la IA se beneficie a todos de manera equitativa.

Colaboración entre sectores y países:

La responsabilidad en la toma de decisiones con IA es un desafío que trasciende fronteras. La colaboración entre diferentes sectores de la sociedad, como el público, el privado y la sociedad civil, es esencial para abordar de manera efectiva los desafíos éticos y regulatorios. Además, la cooperación internacional entre países es crucial para establecer normas y estándares globales que promueven una IA responsable y ética a nivel mundial.

Monitoreo y adaptación continua:

La inteligencia artificial es una tecnología en evolución constante, y las regulaciones y políticas deben adaptarse de manera continua para mantenerse al día con los avances tecnológicos y los cambios sociales. Los gobiernos e instituciones deben mantener un monitoreo constante de la implementación de la IA en el ámbito laboral y de la salud, y estar preparados para realizar ajustes y mejoras cuando sea necesario.

En última instancia, la responsabilidad en la toma de decisiones con inteligencia artificial es una responsabilidad compartida que requiere la participación activa de todos los actores involucrados. Desde los desarrolladores y reguladores hasta los usuarios y la sociedad en su conjunto, es fundamental trabajar juntos para asegurar que la IA se utilice de manera ética, responsable y en beneficio de la humanidad. Con un enfoque colaborativo y una comprensión informada de la IA, podemos aprovechar todo su potencial para mejorar el empleo y la salud, mientras protegemos los valores fundamentales de justicia, equidad y dignidad humana.

Capítulo 11

SEGURIDAD Y REGULACIÓN EN LA IA: PROTEGIENDO A LOS CIUDADANOS EN EL ÁMBITO LABORAL Y DE LA SALUD:

L a creciente implementación de la inteligencia artificial en los sectores laborales y de la salud ha planteado importantes desafíos en términos de seguridad y regulación. A medida que la IA se convierte en una parte integral de nuestra sociedad, es esencial establecer marcos normativos y éticos que protejan los derechos y el bienestar de los ciudadanos. En este décimo capítulo, exploraremos el papel de los gobiernos y las instituciones en la promulgación de regulaciones efectivas para garantizar una aplicación responsable de la inteligencia artificial en el ámbito laboral y de la salud.

1. Marco regulatorio para la IA en el empleo y la salud:

La rápida adopción de la inteligencia artificial ha superado la capacidad de los marcos regulatorios actuales. Los gobiernos y las instituciones deben colaborar para desarrollar marcos legales y éticos que guíen el uso responsable de la IA en el empleo y la salud. Estos marcos deben abordar temas como la privacidad de los datos, la transparencia en los algoritmos y la responsabilidad en la toma de decisiones automatizadas.

2. Protección de datos personales:

La IA se basa en datos y, por lo tanto, la protección de datos personales es fundamental. Los gobiernos deben garantizar que las regulaciones de privacidad sean sólidas y estén en consonancia con las leyes de protección de datos existentes. Los ciudadanos deben tener el control y la transparencia sobre cómo se utilizan y comparten sus datos en el contexto de la inteligencia artificial.

3. Eliminación de sesgos y discriminación:

Los algoritmos de IA pueden heredar sesgos presentes en los datos con los que son trastornos, lo que puede conducir a decisiones discriminatorias y desiguales. Los gobiernos deben exigir que las organizaciones apliquen técnicas para eliminar sesgos y asegurar que los sistemas de IA sean justos y equitativos.

4. Responsabilidad en la toma de decisiones:

Es fundamental establecer la responsabilidad en la toma de decisiones automatizadas. Los gobiernos deben requerir que las organizaciones expliquen cómo se toman las decisiones con IA, especialmente en contextos críticos, como la atención médica y las decisiones de empleo.

Promoviendo la educación y la conciencia sobre la IA:

La responsabilidad en la toma de decisiones con inteligencia artificial no recae únicamente en los desarrolladores y reguladores, sino también en los usuarios y la sociedad en general. Es esencial promover la educación y la conciencia sobre la IA para que las personas comprendan cómo funciona esta tecnología y cómo puede afectar sus vidas. La falta de comprensión puede llevar a una confianza ciega en las decisiones de la IA o a un temor infundado, lo que no es mejorar para el desarrollo y la adopción responsable de estas tecnologías.

Los gobiernos y las instituciones educativas deben trabajar

en conjunto para incluir la inteligencia artificial en los programas de educación, desde niveles básicos hasta educación superior. Esto permitirá que los ciudadanos adquieran las habilidades necesarias para interactuar de manera informada y crítica con la IA en su vida diaria. También se deben desarrollar campañas de concienciación pública para informar a la sociedad sobre los beneficios y los riesgos de la inteligencia artificial, alentando un debate informado y participativo en la formulación de políticas y regulaciones.

Auditorías de IA y evaluaciones de impacto:

Para garantizar la responsabilidad en la toma de decisiones con IA, es importante llevar a cabo auditorías periódicas de los sistemas de inteligencia artificial. Estas auditorías evaluarán el cumplimiento de los principios éticos, la transparencia en las decisiones y la corrección de posibles sesiones. También se deben realizar evaluaciones de impacto para medir cómo la implementación de la IA afecta a los individuos y la sociedad en general. Esto permitirá identificar posibles efectos negativos y realizar ajustes para asegurar que la IA se beneficie a todos de manera equitativa.

Colaboración entre sectores y países:

La responsabilidad en la toma de decisiones con IA es un desafío que trasciende fronteras. La colaboración entre diferentes sectores de la sociedad, como el público, el privado y la sociedad civil, es esencial para abordar de manera efectiva los desafíos éticos y regulatorios. Además, la cooperación internacional entre países es crucial para establecer normas y estándares globales que promueven una IA responsable y ética a nivel mundial.

Monitoreo y adaptación continua:

La inteligencia artificial es una tecnología en evolución constante, y las regulaciones y políticas deben adaptarse de manera continua para mantenerse al día con los avances tecnológicos y los cambios sociales. Los gobiernos e instituciones deben mantener un monitoreo constante de la implementación de la IA en el ámbito laboral y de la salud, y estar preparados para realizar ajustes y mejoras cuando sea necesario.

En última instancia, la responsabilidad en la toma de decisiones con inteligencia artificial es una responsabilidad compartida que requiere la participación activa de todos los actores involucrados. Desde los desarrolladores y reguladores hasta los usuarios y la sociedad en su conjunto, es fundamental trabajar juntos para asegurar que la IA se utilice de manera ética, responsable y en beneficio de la humanidad. Con un enfoque colaborativo y una comprensión informada de la IA, podemos aprovechar todo su potencial para mejorar el empleo y la salud, mientras protegemos los valores fundamentales de justicia, equidad y dignidad humana.

Coexistencia hombre-máquina: Potenciando la colaboración para una sociedad mejor

El undécimo capítulo de este libro aborda uno de los temas más relevantes y apasionantes en el contexto actual: la coexistencia entre humanos e inteligencia artificial. A medida que la IA se integra cada vez más en la vida cotidiana y en los sectores laborales y de la salud, es fundamental comprender cómo podemos aprovechar el potencial de esta tecnología mientras mantenemos el valor intrínseco del ser humano. En este capítulo, exploraremos cómo la colaboración entre humanos e IA puede mejorar la productividad y el cuidado de la salud, promoviendo una sociedad más equitativa y avanzada.

1. Complementando capacidades y habilidades:

La inteligencia artificial está diseñada para complementar, no reemplazar, las habilidades humanas. Al delegar tareas repetitivas y mundanas a la IA, los profesionales pueden enfocarse en actividades más creativas y estratégicas. Por ejemplo, en el ámbito laboral, la automatización de tareas rutinarias puede liberar tiempo para que los trabajadores se centren en actividades que requieran empatía, toma de decisiones éticas y pensamiento crítico.

2. Mejorando la atención médica y el diagnóstico:

En el campo de la salud, la colaboración entre humanos e IA ha demostrado ser especialmente valiosa. La IA puede analizar grandes conjuntos de datos de pacientes, identificar patrones y ofrecer diagnósticos más precisos y rápidos. Los médicos y profesionales de la salud pueden utilizar la información proporcionada por la IA como una herramienta de apoyo para tomar decisiones fundamentales en abordaje y tratamiento de un paciente.

Capítulo 12

IA Y PREVENCIÓN DE ENFERMEDADES: CONTRIBUCIONES CLAVE PARA UNA SALUD PREVENTIVA:

L a inteligencia artificial (IA) ha demostrado tener un papel fundamental en la prevención de enfermedades, abriendo nuevas oportunidades para identificar riesgos tempranos y tomar medidas preventivas que mejoren la salud de las personas. En este capítulo, exploraremos cómo la IA puede contribuir a la prevención de enfermedades y transformar los enfoques tradicionales de la atención médica hacia un enfoque más proactivo y preventivo.

1. Análisis de datos masivos y predictivo:

La IA es capaz de analizar grandes conjuntos de datos de manera eficiente y extraer patrones y tendencias ocultas que los humanos podrían pasar por alto. Al utilizar algoritmos de aprendizaje automático y técnicas de minería de datos, la IA puede identificar factores de riesgo y correlaciones entre diferentes variables, lo que permite predecir la probabilidad de que una persona desarrolle ciertas enfermedades en el futuro.

2. Detección temprana de enfermedades:

Los sistemas de IA pueden ayudar a los profesionales de la salud a detectar enfermedades en sus etapas iniciales, incluso antes de que aparezcan los síntomas. La IA puede analizar datos médicos, como imágenes de diagnóstico, análisis de sangre y otros biomarcadores, para identificar señales tempranas de enfermedades como el cáncer, enfermedades cardiovasculares, diabetes y más. Esto permite un diagnóstico precoz y una intervención temprana, mejorando las tasas de supervivencia y reduciendo la carga de la enfermedad.

3. Personalización de la prevención:

La IA puede ofrecer un enfoque más personalizado en la prevención de enfermedades al tener en cuenta factores individuales, como el historial médico, el estilo de vida y los factores genéticos. Al combinar esta información con datos poblacionales, la IA puede proporcionar recomendaciones de prevención adaptadas a las necesidades específicas de cada persona, lo que aumenta la eficacia y el cumplimiento de las estrategias preventivas.

4. Monitoreo de la salud en tiempo real:

Los dispositivos y aplicaciones de salud habilitados por la IA pueden proporcionar un monitoreo continuo de la salud en tiempo real. Desde dispositivos portátiles que rastrean la actividad física y el ritmo cardíaco hasta aplicaciones de seguimiento de la dieta y el sueño.

Monitoreo de la salud en tiempo real: Promoviendo la atención proactiva

El monitoreo de la salud en tiempo real habilitado por la inteligencia artificial representa una revolución en la forma en que las personas pueden cuidar su bienestar. A través de dispositivos portátiles de atención y aplicaciones inteligentes, la IA permite un seguimiento constante y detallado de diferentes aspectos de la salud, lo que fomenta una proactiva y una mayor conciencia sobre el estado de nuestro cuerpo y mente.

Estos dispositivos y aplicaciones pueden rastrear de manera continua y no invasiva variables clave como la frecuencia cardíaca, la presión arterial, el nivel de actividad física, la calidad del sueño y otros biomarcadores relevantes. Los datos recopilados se analizan mediante algoritmos de IA que pueden identificar patrones y tendencias, alertando sobre cualquier cambio o anomalía que requiera atención médica o ajustes en el estilo de vida.

El monitoreo de la salud en tiempo real es especialmente valioso para personas con condiciones crónicas, como diabetes o enfermedades cardiovasculares.

Integración con la telemedicina:

El monitoreo de la salud en tiempo real se complementa de manera efectiva con la telemedicina y la atención médica remota. La IA permite transmitir datos de salud en tiempo real a los profesionales médicos, lo que les permite realizar evaluaciones y diagnósticos precisos sin la necesidad de una visita física. Esto es especialmente mejorado en áreas rurales o en situaciones en las que el acceso a la atención médica puede ser limitado.

Promoción de la autocapacitación:

Promoción de la autocapacitación: Fomentando la participación activa en el autocuidado

La promoción de la autocapacitación a través del monitoreo de la salud en tiempo real con IA implica empoderar a las personas para que tomen un papel activo en su propio autocuidado y bienestar. Al proporcionar datos y métricas sobre diversos aspectos de su salud de forma continua y accesible, esta tecnología permite que las personas sean conscientes de su estado de salud y estén mejor informadas sobre cómo sus acciones y decisiones pueden impactar su bienestar a lo largo del tiempo.

Con el monitoreo de la salud en tiempo real, las personas

pueden obtener información en tiempo real sobre su actividad física, frecuencia cardíaca, calidad del sueño, niveles de estrés y otros factores relevantes para la salud. Esta información les permite identificar patrones, tendencias y posibles áreas de mejora, lo que fomenta la autorreflexión y el autocuidado.

Capitulo 13

ÉXITO Y FRACASO DE LA IMPLEMENTACIÓN DE IA EN EL EMPLEO Y LA SALUD: ESTUDIOS DE CASOS Y LECCIONES APRENDIDAS

L a implementación de inteligencia artificial (IA) en los sectores del empleo y la salud ha demostrado ser un camino lleno de desafíos y oportunidades. En este capítulo, analizaremos una serie de estudios de casos que ilustran ejemplos de éxito y fracaso en la adopción de IA en ambas áreas. A través de estas experiencias, se extraerán valiosas lecciones aprendidas que pueden guiar futuras implementaciones y maximizar los beneficios de esta tecnología en la sociedad.

1. Éxito en la optimización de procesos laborales:

En el ámbito laboral, se han logrado éxitos significativos al utilizar la IA para optimizar procesos y aumentar la eficiencia. Las empresas que han implementado sistemas de IA en la cadena de producción, logística y gestión de inventarios han experimentado mejoras en la productividad y la reducción de costos. Las lecciones aprendidas aquí incluyen la importancia de una planificación cuidadosa, la colaboración entre equipos multidisciplinarios y la adaptabilidad para enfrentar posibles desafíos.

2. Fracaso en la transparencia y explicabilidad de la IA:

En algunos casos, la implementación de IA en el empleo

ha enfrentado obstáculos relacionados con la falta de transparencia y explicación de los algoritmos utilizados. Esto ha generado desconfianza tanto entre los empleados como entre los consumidores, especialmente cuando se trata de sistemas de toma de decisiones que surgen de sus vidas. Las lecciones aprendidas aquí resaltan la necesidad de desarrollar IA comprensibles, éticas y justas, y la importancia de una comunicación transparente con todas las partes involucradas.

3. Éxito en el diagnóstico médico y tratamiento personalizado:

En el sector de la salud, la IA ha demostrado su capacidad para revolucionar el diagnóstico médico y el tratamiento personalizado. La implementación de algoritmos de aprendizaje automático en el análisis de imágenes médicas y la interpretación de datos clínicos ha llevado a una detección más temprana de enfermedades y un tratamiento más preciso. Las lecciones aprendidas aquí incluyen la importancia de la colaboración entre médicos e ingenieros de IA, así como la validación rigurosa y la regulación de los sistemas de IA en el ámbito médico.

4. Fracaso en la privacidad y seguridad de los datos de salud:

Algunos casos de implementación de IA en la salud han enfrentado problemas relacionados con la privacidad y seguridad de los datos de los pacientes. La recopilación y el manejo inadecuado de la información confidencial pueden exponer a las personas a riesgos de violación de su privacidad y robo de datos. Las lecciones aprendidas aquí destacan la necesidad de salvar la privacidad y la confidencialidad de los datos de salud, cumplir con la protección de datos y garantizar una gestión segura de la información.

5. Éxito en la asistencia médica remota:

La implementación de IA en la telemedicina y la atención médica remota ha tenido éxito al brindar acceso a servicios de salud a personas en áreas remotas o con acceso limitado a centros médicos. La IA ha permitido la realización de diagnósticos y tratamientos a distancia, reduciendo las barreras geográficas y mejorando el acceso a la atención médica. Las lecciones aprendidas aquí enfatizan la necesidad de una infraestructura sólida de telecomunicaciones, la capacitación adecuada de los profesionales de la salud y la inclusión de tecnologías accesibles para poblaciones diversas.

6. Fracaso en la equidad y sesgos en la IA:

En ambos sectores, se han reportado casos de sesgos en los sistemas de IA que surgen desproporcionadamente a ciertos grupos de población. Esto puede llevar a cabo decisiones injustas o discriminatorias en el empleo y la salud. Las lecciones aprendidas aquí señalan la importancia de desarrollar algoritmos de IA imparciales y equitativos, así como de realizar una evaluación continua para identificar y corregir posibles sesgos.

En conclusión, los estudios de casos sobre la implementación de IA en el empleo y la salud nos brindaron valiosas lecciones aprendidas. Si bien la IA ofrece grandes oportunidades para mejorar la eficiencia y la calidad en ambos sectores, también presenta desafíos relacionados con la transparencia, explicabilidad, privacidad y equidad. Al aprender de estas experiencias, podemos avanzar hacia una adopción más responsable y ética de la IA, asegurándonos de que esta tecnología se beneficia a la sociedad en su conjunto y promueva un más inclusivo y equitativo.

7. Éxito en la detección temprana de enfermedades y prevención:

La implementación de IA en programas de detección temprana de enfermedades ha mostrado resultados prometedores. Por ejemplo, en el cáncer, la IA se ha utilizado para analizar grandes cantidades de datos de pacientes y estudios clínicos, lo que ha llevado a una identificación más precisa de factores de riesgo y patrones que podrían indicar la presencia de la enfermedad en sus etapas iniciales. Esta capacidad de detección temprana puede mejorar significativamente las tasas de supervivencia y brindar opciones de tratamiento más efectivas. Las lecciones aprendidas aquí destacan la importancia de contar con datos de alta calidad y el desarrollo de algoritmos confiables y precisos.

8. Fracaso en la adopción y resistencia al cambio:

Fracaso en la adopción y resistencia al cambio: Superando los obstáculos en la implementación de la IA

Uno de los mayores desafíos en la implementación de la inteligencia artificial en el empleo y la salud ha sido la resistencia al cambio por parte de los trabajadores, profesionales de la salud y otros actores involucrados. La adopción exitosa de la IA requiere no solo una planificación técnica adecuada, sino también una estrategia sólida de gestión del cambio que considere los aspectos humanos y culturales de la organización.

1. Falta de comprensión y aprehensión ante lo desconocido:

La introducción de la IA puede generar aprehensión entre los trabajadores y profesionales de la salud, especialmente si no comprenderá completamente cómo funcionan los algoritmos y cómo impactará en sus roles laborales. Existen muchos temores sobre todo a la pérdida del empleo.

Para superar estos obstáculos, es fundamental abordar la resistencia al cambio de manera proactiva y comprender que la adopción exitosa de la IA es un proceso gradual que requiere tiempo y esfuerzo. La educación, la comunicación efectiva, la participación activa y la construcción de una cultura que fomente la innovación y la adaptabilidad son elementos clave para garantizar una implementación exitosa de la IA en el empleo y la salud. Al tomar en cuenta las preocupaciones y expectativas de los actores involucrados y al mostrar cómo la IA puede mejorar la eficiencia y calidad de su trabajo, podemos allanar el camino hacia un futuro donde humanos e IA trabajarán en armonía para el beneficio de la sociedad en su conjunto.

Es fundamental que las organizaciones y los líderes comprendan que la adopción de la IA no solo implica cambios tecnológicos, sino también cambios culturales y organizacionales. La gestión del cambio debe exigir en crear una cultura de confianza, aprendizaje y colaboración, donde los empleados se sientan apoyados y capacitados para adaptarse a la nueva realidad tecnológica. La transparencia en todo el proceso es esencial para disipar temores infundados y ganar la confianza de los trabajadores.

Además, la formación y la capacitación en habilidades digitales y de inteligencia artificial son esenciales para preparar a los trabajadores para los nuevos desafíos y oportunidades que la IA trae consigo. Invertir en el desarrollo profesional y la actualización de habilidades permitirá a los empleados abrazar el cambio y utilizar la tecnología de manera efectiva en su trabajo diario.

Es fundamental reconocer que la resistencia al cambio es natural y puede surgir en cualquier proceso de transformación. Sin embargo, al abordar estos desafíos de manera proactiva y considerada, se puede facilitar una adopción exitosa de la IA que beneficie tanto a los empleados como a los pacientes.

Capitulo 14

IMPACTO PSICOLÓGICO DE LA SEGURIDAD: CÓMO AFECTA EL TEMOR A LA PÉRDIDA DE EMPLEO Y LA DEPENDENCIA DE LA TECNOLOGÍA EN LA SALUD MENTAL DE LAS PERSONAS:

L a adopción creciente de la inteligencia artificial en el empleo y la salud ha generado tantas expectativas como preocupaciones en la sociedad. Si bien la IA ofrece oportunidades para mejorar la eficiencia y la calidad de vida, también plantea inquietudes relacionadas con la seguridad laboral y el impacto en la salud mental de las personas. En este capítulo, exploraremos el impacto psicológico de la seguridad en dos áreas fundamentales: el temor a la pérdida de empleo debido a la automatización y la dependencia de la tecnología en el ámbito de la salud.

1. Tiempo a la pérdida de empleo y la automatización:

La incorporación de la IA en diversas industrias ha llevado a preocupaciones sobre la pérdida potencial de empleos. El temor a ser eliminados por sistemas de IA y robots crea incertidumbre y ansiedad en los trabajadores, lo que puede afectar negativamente su salud mental y bienestar.

La inseguridad laboral y la amenaza de desempleo pueden

generar estrés crónico y sentimientos de impotencia. Los trabajadores pueden experimentar síntomas de ansiedad, depresión y baja autoestima mientras se enfrentan a la perspectiva de una reconstrucción laboral o despidos masivos.

Desigualdades económicas y sociales:

La implementación de IA en el empleo también puede agravar las desigualdades económicas y sociales. Algunos grupos de población pueden ver más afectados por la automatización y enfrentar mayores dificultades para encontrar empleo o reentrenarse en nuevas habilidades. Esta situación puede llevar a sentimientos de desesperación, frustración y aislamiento social. Es fundamental implementar políticas y programas que promuevan la equidad y el acceso igualitario a oportunidades de empleo y formación para reducir el impacto negativo en la salud mental de estos vulnerables.

2. Dependencia de la tecnología en la salud:

En el ámbito de la salud, la creciente dependencia de la tecnología y la IA también plantea desafíos psicológicos. Si bien la IA puede mejorar la precisión de los diagnósticos y los tratamientos, existe la preocupación de que los profesionales de la salud y los pacientes se vuelvan excesivamente dependientes de esta tecnología y desconfíen de su propio juicio y experiencia.

La dependencia excesiva de la tecnología en la toma de decisiones médicas puede llevar a una disminución de la confianza en las habilidades humanas y una mayor sensación de despersonalización en la atención médica. Los pacientes pueden experimentar ansiedad y falta de control cuando sienten que sus vidas están en manos de algoritmos y máquinas.

3. El papel de la educación y la concientización:

Para abordar el impacto psicológico de la seguridad en la era de la IA, es esencial una educación y concientización adecuada. Los trabajadores y profesionales de la salud deben recibir información clara sobre cómo la IA complementa sus habilidades y conocimientos en lugar de reemplazarlos. Es fundamental comunicar que la IA está diseñada para mejorar la eficiencia y la precisión, permitiendo a los profesionales trabajar en tareas más complejas y relacionadas con el cuidado humano.

Además, es importante destacar que la IA no tiene la capacidad de reemplazar completamente la empatía, la compasión y el juicio ético que aportan los profesionales de la salud. La humanidad y el cuidado personalizado siguen siendo fundamentales en la atención médica, y la IA puede ser una herramienta valiosa para mejorar estos aspectos.

4. Desarrollo de habilidades socioemocionales:

Para mitigar el impacto psicológico de la seguridad, es esencial fomentar el desarrollo de habilidades socioemocionales en los trabajadores y profesionales de la salud. Estas habilidades incluyen la resiliencia, la adaptabilidad, la inteligencia emocional y la capacidad de trabajar en equipo.

El fortalecimiento de estas habilidades permite a las personas enfrentar los cambios y desafíos con mayor confianza y capacidad para adaptarse a nuevas circunstancias. Además, la inteligencia emocional es esencial para garantizar que la interacción entre humanos y la tecnología se realicen de manera armoniosa y ética.

5. Abordar la brecha digital y la inclusión:

Para evitar que la dependencia de la tecnología se convierta en un factor de estrés y ansiedad, es crucial abordar la brecha digital y garantizar la inclusión tecnológica. La falta de acceso y comprensión de la tecnología puede generar temores adicionales sobre el futuro laboral y la atención médica, especialmente entre aquellos que se sintieron excluidos o marginados por el avance tecnológico.

En conclusión, el temor a la pérdida de empleo y la dependencia de la tecnología en la salud son temas importantes a considerar en la era de la inteligencia artificial. La educación, el desarrollo de habilidades socioemocionales y la inclusión son fundamentales para mitigar el impacto psicológico de la seguridad y asegurar que la IA se utilice de manera ética y beneficiosa para todos. Al abordar estas preocupaciones de manera proactiva, podemos aprovechar el potencial transformador de la IA en el empleo y la salud sin comprometer el bienestar emocional y mental de las personas.

Ansiedad sobre la privacidad y la seguridad de los datos:

El aumento en el uso de IA en la salud también ha dado lugar a preocupaciones sobre la privacidad y seguridad de los datos médicos personales. Los pacientes pueden sentirse ansiosos sobre la posibilidad de que su información confidencial sea vulnerada o utilizada de manera inapropiada. Esta ansiedad puede afectar la confianza en los sistemas de salud y generar reticencia a compartir información relevante para su atención. Garantizar una protección adecuada de los datos y una comunicación transparente sobre las prácticas de uso de privacidad puede ayudar a reducir la ansiedad y fortalecer la confianza en el responsable de la tecnología de IA en el ámbito de la salud.

Adaptación y resiliencia:

A pesar de los desafíos y preocupaciones, también es importante destacar la capacidad de adaptación y resiliencia de las personas frente a los cambios impulsados por la IA. La resiliencia es clave para superar el temor y la ansiedad y para encontrar nuevas oportunidades y formas de crecimiento personal y profesional en este nuevo panorama tecnológico. La formación en habilidades emocionales y la promoción de un enfoque de crecimiento y aprendizaje continuo pueden ayudar a las personas a enfrentar los desafíos con mayor confianza y positividad.

En conclusión, el impacto psicológico de la seguridad en la implementación de la inteligencia artificial en el empleo y la salud es un tema relevante y complejo. Es esencial abordar estos desafíos con empatía y comprensión, considerando el bienestar emocional de las personas como una parte integral de la adopción de la IA. Al hacerlo, podemos aprovechar el potencial transformador de la IA de manera responsable y equitativa, asegurando que la tecnología beneficie a las personas ya la sociedad en su conjunto, sin comprometer la salud mental y emocional de las personas involucradas.

Capítulo 15

PERSPECTIVAS FUTURAS: EXPLORANDO EL POTENCIAL DE LA IA EN EL EMPLEO Y LA SALUD, ASÍ COMO LOS DESAFÍOS Y OPORTUNIDADES QUE ENFRENTAREMOS EN EL FUTURO:

E l futuro de la inteligencia artificial en el empleo y la salud se presenta como un horizonte prometedor y desafiante. En este capítulo, exploraremos las perspectivas futuras de la IA en ambos sectores, analizando el potencial transformador que esta tecnología puede tener y los desafíos y oportunidades que surgirán en el camino.

1. Avances en la atención médica personalizada:

La inteligencia artificial tiene el potencial de revolucionar la atención médica personalizada. A medida que se recopilen y analicen más datos de pacientes, los sistemas de IA podrán identificar patrones y tendencias que permitan tratamientos más precisos y efectivos para cada individuo. Además, la integración de IA con tecnologías emergentes, como la genómica y la edición genética, abrirá nuevas posibilidades para la prevención y tratamiento de enfermedades hereditarias.

2. Mejoras en el diagnóstico y detección temprana:

La IA seguirá desempeñando un papel crucial en el diagnóstico médico, especialmente en la detección temprana de enfermedades. Los algoritmos de aprendizaje automático continuarán mejorando la precisión y velocidad de los diagnósticos, lo que permitirá un tratamiento más oportuno y efectivo. Además, la IA facilitará la detección temprana de enfermedades emergentes y pandemias, permitiendo una respuesta más rápida y eficiente por parte de las autoridades sanitarias.

3.Mayor accesibilidad a la atención médica remota:

La IA continuará impulsando la accesibilidad a la atención médica remota, lo que será especialmente beneficioso para personas que viven en áreas remotas o con dificultades de movilidad. Los asistentes virtuales y las aplicaciones de telemedicina permitirán una comunicación más fluida entre pacientes y profesionales de la salud, lo que agilizará la toma de decisiones y la entrega de atención médica en tiempo real.

4. Automatización y eficiencia en el empleo:

En el ámbito laboral, la IA seguirá automatizando tareas repetitivas y rutinarias, liberando a los trabajadores para enfocarse en actividades más creativas y estratégicas. Los sistemas de IA integrados en la cadena de producción y gestión logística mejorarán la eficiencia y reducirán los costos operativos. Sin embargo, se requerirá una planificación cuidadosa para garantizar una transición justa y equitativa para los trabajadores afectados por la automatización.

4. Nuevas habilidades y reentrenamiento laboral:

A medida que la IA transforme el panorama laboral, surgirá una demanda creciente de habilidades técnicas y digitales. El reentrenamiento y actualización de habilidades serán fundamentales para mantener la relevancia en el mercado laboral. Los programas de capacitación y formación en inteligencia artificial y tecnologías emergentes serán esenciales para empoderar a los trabajadores para enfrentar los desafíos futuros.

5. Ética y gobernanza en la IA:

La ética y la gobernanza de la IA serán temas centrales en el futuro. A medida que la tecnología avance, será crucial abordar cuestiones éticas como la transparencia, la explicabilidad y la equidad en el desarrollo y aplicación de algoritmos de IA. Las regulaciones y políticas sólidas serán necesarias para proteger los derechos de los ciudadanos y garantizar un uso responsable y seguro de la IA en el empleo y la salud.

Ética y responsabilidad en la IA:

A medida que la IA se integre más profundamente en nuestras vidas, surgirán desafíos éticos y de responsabilidad en su desarrollo y uso. Es esencial establecer marcos regulatorios sólidos que protejan los derechos y la privacidad de las personas, así como garantizar que los algoritmos sean imparciales y transparentes en sus decisiones. La ética en la IA será un tema crítico que deberá ser abordado con responsabilidad y cuidado para asegurar que la tecnología beneficie a la sociedad en general.

6. Colaboración entre humanos e IA:

El futuro de la IA en el empleo y la salud será una combinación de colaboración entre humanos y máquinas. Los sistemas de IA complementarán y potenciarán las habilidades humanas, lo que resultará en una atención médica más precisa y personalizada y en una mejora de la productividad en el ámbito laboral. La interacción entre humanos y máquinas requerirá un enfoque holístico para asegurar una relación armoniosa y una distribución equitativa de tareas y responsabilidades.

En conclusión, el futuro de la inteligencia artificial en el empleo y la salud es un territorio emocionante y desafiante.

Si bien el potencial de la IA para transformar positivamente ambos sectores es innegable, también enfrentaremos desafíos en términos de ética, seguridad, equidad y adaptación. Al abordar estos desafíos con una visión ética y centrada en las personas, podemos aprovechar el poder de la IA para mejorar la calidad de vida, tanto en el ámbito laboral como en el de la atención médica. La colaboración entre líderes, profesionales, trabajadores y expertos en IA será esencial para dar forma a un futuro en el que la IA se integre de manera responsable y beneficiosa en nuestras vidas.

CONCLUSIÓN:

A lo largo de este libro, hemos explorado en profundidad el impacto de la inteligencia artificial en el empleo y la salud, dos alrededores fundamentales de nuestra sociedad. Desde una perspectiva amplia, hemos examinado cómo la inteligencia artificial ha transformado la forma en que trabajamos y cómo se brinda la atención médica, abriendo un abanico de oportunidades y desafíos.

En el ámbito laboral, hemos visto cómo la automatización ha redefinido la naturaleza del trabajo, liberando a los trabajadores de tareas repetitivas y rutinarias, pero también la incertidumbre sobre la seguridad laboral. Hemos discutido la importancia del reentrenamiento y la reconversión laboral para equipar a los trabajadores con las habilidades necesarias para adaptar a un entorno en constante evolución. La colaboración entre humanos y máquinas ha surgido como una estrategia clave para mejorar la productividad y el bienestar laboral.

En el campo de la salud, hemos explorado cómo la inteligencia artificial ha mejorado el diagnóstico, la detección temprana de enfermedades y la atención médica personalizada. La robótica médica ha revolucionado los procedimientos quirúrgicos y ha advertido la precisión y seguridad en los tratamientos. Sin embargo, también hemos reflexionado sobre las preocupaciones éticas y de privacidad relacionadas con el uso de datos de salud y la toma de decisiones asistida por la IA.

El temor a la pérdida de empleo y la dependencia de la

tecnología han surgido como factores que pueden afectar la salud mental de las personas. Es fundamental abordar estas preocupaciones con comprensión y apoyo emocional, asegurando una transición justa y equitativa hacia una sociedad más impulsada por la IA.

A medida que avanzamos hacia el futuro, hemos explorado las perspectivas prometedoras de la IA en el empleo y la salud. La atención médica personalizada, la prevención de enfermedades y la mejora de la eficiencia en el trabajo son solo algunas de las áreas donde la IA puede generar avances significativos. No obstante, hemos sido conscientes de la importancia de enfrentar los desafíos éticos, sociales y económicos que surgen con la adopción de la IA.

www.ingramcontent.com/pod-product-compliance
Lightning Source LLC
Chambersburg PA
CBHW062237290526
45794CB00006B/2323